AF383733

LE MICROBE

DE

LA BLENNORRHAGIE

(GONOCOCCUS)

PAR LE

Dr DE PEZZER

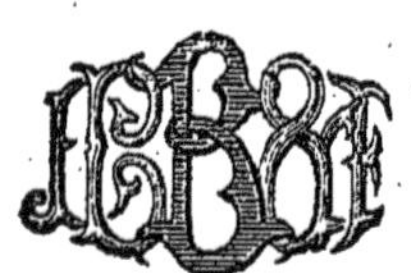

PARIS

LIBRAIRIE J.-B. BAILLIERE ET FILS

19, RUE HAUTEFEUILLE, près du boulevard Saint-Germain.

—

1886

Tous droits réservés.

LE MICROBE

DE

LA BLENNORRHAGIE

Extrait des *Annales des maladies des organes génito-urinaires*.
Numéros de février, mars et avril 1885.

Imprimerie Émile Colin, à Saint-Germain.

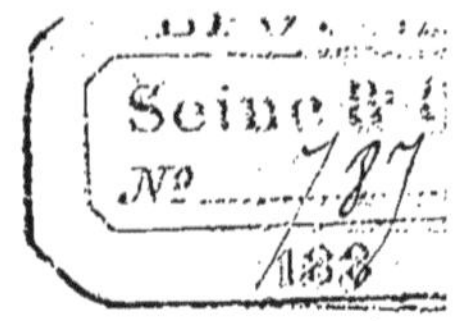

LE MICROBE

DE

LA BLENNORRHAGI

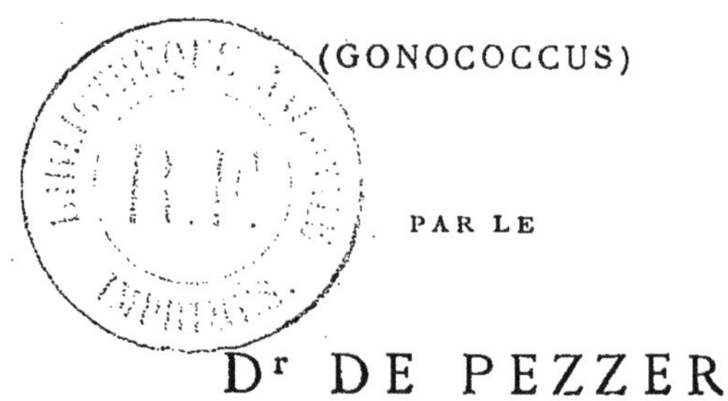

(GONOCOCCUS)

PAR LE

D^r DE PEZZER

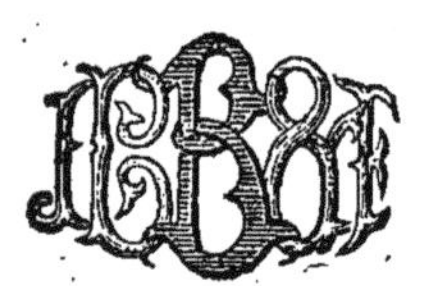

PARIS

LIBRAIRIE J.-B. BAILLIERE ET FILS

19, RUE HAUTEFEUILLE, près du boulevard Saint-Germain.

—

1886

Tous droits réservés.

LE MICROBE

DE

LA BLENNORRHAGIE

(GONOCOCCUS)

I

Exposition du sujet.

Les recherches que les travaux de Pasteur ont suscitées
de toutes parts, depuis bientôt un quart de siècle, ont
mis en évidence le rôle considérable des organismes
microscopiques dans l'étiologie d'un grand nombre de
maladies. La question des microbes et de leur influence
pathogénique aura été, sans aucun doute, la plus importante de celles qui auront été soulevées et résolues à notre
époque. Bien que cette grande conquête ne date guère que
de quelques années, il est facile de voir, par les résultats obtenus dans certaines affections telles que le charbon,
la maladie des vers à soie, le choléra des poules, la cla-
velée, le rouget des porcs, et tout récemment la rage,
combien la théorie nouvelle des ferments est déjà féconde
en applications importantes, et combien sont séduisantes
les espérances qu'elle permet de concevoir pour l'avenir.

Il était facile, *a priori*, de pressentir que la blennorrhagie devait reconnaître pour agent essentiel un de ces

organismes microscopiques. Sa transmission si fréquente, sinon constante, par contagion, et surtout sa période d'incubation toujours assez longue, ne sauraient s'expliquer, en effet, quoi qu'en ait dit Ricord, sans l'hypothèse d'un agent doué de vie et capable de se reproduire. Longtemps avant les travaux de Pasteur, de nombreux savants s'étaient mis à l'œuvre et s'étaient efforcés de découvrir cet agent microscopique dont ils soupçonnaient l'existence. Quelques-uns avaient reconnu, dans le pus blennorrhagique, la présence d'un élément organisé qu'ils avaient considéré comme spécifique. Mais les premières notions publiées dans ce sens n'ont pas trouvé dans les recherches ultérieures la confirmation nécessaire. Aussi avait-on le droit, il y a peu d'années encore, de douter sinon de l'existence d'organismes inférieurs dans le pus de la blennorrhagie (il y en a toujours en grand nombre, et d'espèces différentes dans presque tous les liquides purulents), du moins de leur influence exclusive dans la pathogénie de cette affection. Heureusement, grâce à la faveur toujours grandissante des doctrines microbiennes, la question a été remise à l'étude ; les méthodes d'investigation sont devenues de plus en plus rigoureuses, et il semble aujourd'hui bien démontré qu'un agent microscopique est la seule et véritable cause de l'inflammation uréthrale qui mérite la dénomination de *Blennorrhagie*.

Si nous étions munis contre cette affection d'armes suffisamment puissantes, si nous parvenions toujours à en triompher dans un délai assez court, ces recherches n'auraient, pour ainsi dire, qu'un intérêt spéculatif. Mais en présence de l'insuccès de tous les moyens mis en œuvre dans certains cas, aussi désespérants pour le médecin que pour le malade, il est impossible de ne pas se demander si la théorie microbienne ne doit pas conduire à de nouvelles applications thérapeutiques plus satisfaisantes.

Ayant eu à soigner un grand nombre de malades atteints d'écoulements très anciens, et rebelles à tous les traitements classiques, je me suis particulièrement intéressé à la question du microbe de la blennorrhagie. Avec l'aide et sous la direction bienveillante de M. Debove, médecin à l'hôpital des Tournelles, que je ne saurais trop remercier, j'ai entrepris des expériences de laboratoire, autant pour contrôler les faits avancés par d'autres que pour en chercher de nouveaux moi-même. Jusqu'à ce jour, je n'ai guère obtenu d'autres résultats que de confirmer un certain nombre des travaux de mes devanciers. Mais avant de me livrer à ces recherches expérimentales, j'avais jugé nécessaire de recueillir et de rapprocher les uns des autres tous les documents connus au sujet du microbe de la blennorrhagie, de sa culture et de ses inoculations. Il m'a paru à la fois utile et intéressant de résumer dès maintenant ces documents qui m'ont servi de point de départ, et qui représentent l'état actuel de la science.

II

*De la nature de la blennorrhagie au point
de vue clinique.*

Longtemps avant qu'il fût question du rôle des ferment dans les maladies, on s'était demandé si la blennorrhagi était une inflammation virulente ou simple de la muqueus uréthrale, si elle avait toujours ou quelquefois seulemen la contagion pour origine.

Ricord, dont les travaux sur les affections vénérienne ont fait si longtemps, à juste titre, et font encore autorit dans la science, n'hésitait pas à admettre que ce fût une inflammation banale. « J'ai d'abord étudié, dit-il (1), la blennorrhagie sous le rapport de ses causes et j'ai reconnu qu'elle pouvait naître sous l'influence de toutes celles qui président ordinairement aux inflammations catarrhales, de telle façon qu'une fois développée, il était impossible, par ses symptômes propres, de préciser celle à laquelle elle était absolument due .» « Il est cependant vrai de dire, ajouta-t-il, que le plus ordinairement, quand on a pu remonter à la source d'un écoulement, on a trouvé qu'un autre écoulement l'avait produit et qu'ainsi le muco-pus catarrhal semblait être l'irritant le plus efficace pour déterminer l'inflammation des muqueuses. »

Malgré cette restriction, l'illustre spécialiste n'hésitait pas à admettre que la blennorrhagie pouvait naître sans contact de muco-pus blennorrhagique. Tout le monde connaît sa célèbre recette : « Voulez-vous attraper la chaudepisse? En voici les moyens : Prenez une femme lymphatique, pâle, blonde plutôt que brune, aussi fortement leucorrhéique que vous pourrez la rencontrer; dînez de compagnie; débutez par des huîtres et continuez par des asperges; buvez sec et beaucoup de champagne, café, liqueurs, tout cela est bon; dansez à la suite de votre repas et faites danser votre compagne; échauffez-vous bien et ingérez force bière dans la soirée; la nuit venue, conduisez-vous vaillamment; deux ou trois rapports ne sont pas de trop et mieux vaut davantage. Au réveil, n'oubliez pas de prendre un bain chaud et prolongé; ne négligez pas non plus de faire une injection; ce programme rempli consciencieusement, si vous n'avez pas la chaudepisse, c'est qu'un Dieu

---

(1) Ricord, *De l'inoculation appliquée à l'étude des maladies vénériennes.* 1838, p. 117.

vous protège ». Sous cette forme plaisante, Ricord résume sa doctrine de la non spécificité de la blennorrhagie.

Ses opinions ont été reprises et soutenues par ses élèves et aujourd'hui encore elles sont défendues, avec autant de conviction que de talent, par le plus éminent de nos syphiliographes, M. le professeur Fournier.

Malgré les grands noms qui l'appuient, cette doctrine n'a pas été universellement admise sans contestation. L'un de ses adversaires les plus autorisés, Rollet, dont la compétence est bien connue de tous, écrivait (1) : « Et pourtant le muco-pus de la blennorrhagie n'est pas un simple irritant; il est pourvu d'un principe contagieux qui n'est pas moins défini ni plus insaisissable que celui du chancre simple, par exemple. »

Ces deux opinions opposées, bien qu'abritées sous le patronage d'hommes aussi éminents, ne me paraissent pas reposer sur des faits assez complètement observés et assez concluants pour entraîner la conviction. Je dois avouer, cependant, que j'ai une grande tendance, même abstraction faite de la découverte récente du gonococcus, à accepter la manière de voir de Rollet. Je ne puis croire que la recette de Ricord soit suffisante pour créer de toutes pièces la blennorrhagie. J'ai pourtant eu plus d'une fois l'occasion d'examiner des femmes qui avaient donné la chaudepisse dans les conditions indiquées par l'illustre chirurgien de l'hôpital du Midi, et chez lesquelles il m'était impossible de découvrir aucune trace de vaginite. Au premier abord, de tels faits semblent plaider éloquemment en faveur de l'opinion soutenue par Ricord et Fournier. Mais si l'on y regarde de plus près, on est frappé de voir combien est douteuse le plus souvent la moralité de la femme qui communique ainsi la blennorrhagie. C'est presque toujours une mai-

(1) Article BLENNORRHAGIE, du *Dictionnaire encyclopédique*.

tresse, c'est-à-dire une femme qui a ou qui a eu plusieurs amants; ce n'est jamais une jeune personne absolument honnête, récemment mariée, par exemple. Dieu sait cependant s'il y en a dans les grandes villes qui sont blondes, pâles, lymphatiques et fortement leucorrhéiques! Dieu sait encore si, dans les premiers temps du mariage, on se comporte vaillamment. Or, nous ne voyons jamais la femme vierge de toute blennorrhagie antérieure, la femme au-dessus de tout soupçon, donner la chaudepisse. Les femmes qui la donnent, *sans l'avoir,* l'ont certainement eue auparavant, soit à l'état franchement aigu, soit avec assez peu d'intensité pour qu'elles aient pu elles-mêmes croire à de simples flueurs blanches.

Dans tous les cas, si elles se croient guéries, on peut être sûr qu'elles n'avoueront jamais leurs antécédents. La guérison pourra cependant n'être qu'apparente. Il y aura encore un certain nombre de glandes ou de follicules servant de dernier refuge à la maladie et capables, à intervalles plus ou moins éloignés, et sous l'influence des excitations invoquées par Ricord, de donner lieu à une sécrétion contagieuse. Dans les cas de cet ordre, l'examen au spéculum le plus attentif ne fait rien découvrir. Il n'y a plus de vaginite, il n'existe plus que de la folliculite plus ou moins latente. Il n'en est pas moins vrai qu'une femme, dans ces conditions, pourra contaminer l'un sans contaminer l'autre, et être déclarée, après examen sérieux, absolument saine.

Par leur nature, je le sais, les faits confirmatifs de cette manière de voir sont difficiles à démontrer. Mais ce qui se passe chez l'homme, où l'observation est plus facile, établit bien que les uréthrites latentes ne sont pas rares (1),

---

(1) F.-P. Guiard, *Des uréthrites latentes et des uréthrites glandulaires,* (*Annales des maladies des organes génito-urinaires,* février 1884, t. II p. 78).

et qu'il est extrêmement facile de les mettre en évidence. Il n'y a aucune raison pour qu'il n'en soit pas de même chez la femme, soit pour l'uréthrite, soit pour la folliculite. L'uréthrite et la folliculite latentes de la femme ont d'ailleurs été bien constatées et décrites par de nombreux auteurs, en particulier par Alphonse Guérin (1), par le professeur Gosselin (2), et tout récemment encore par M. Hamonic (3), interne de M. Martineau.

Il convient donc de n'accepter qu'avec la plus grande circonspection les faits qui paraissent, au premier abord, démontrer la génération spontanée de la blennorrhagie. L'observation clinique, à la condition d'être méthodiquement conduite, est déjà très favorable à l'opinion qui défend la virulence de toutes les uréthrites succédant au coït. Mais dans les cas sur lesquels planent encore certains doutes, l'étude microscopique de l'écoulement est susceptible de fournir un précieux supplément d'informations. Si l'on y découvre les mêmes organismes inférieurs, les mêmes gonococci dont les cultures et les inoculations ont établi le rôle dans l'étiologie des blennorrhagies évidemment nées de la contagion, l'opinion de Ricord et Fournier aura reçu une atteinte profonde, et l'hypothèse que je viens d'émettre, au sujet d'une folliculite latente comme point de départ d'un certain nombre de contaminations, sera bien près d'être démontrée.

(1) Alph. Guérin, *Maladies des femmes*. Paris, 1864.
(2) L. Gosselin, *Clinique chirurgicale de la Charité*, 3ᵉ édition.
(3) Hamonic, *Annales de derm. et de syph.*, 1883, vol. IV, p. 427.

III

Historique du microbe de la blennorrhagie.

La plupart des auteurs qui ont parlé de la nature parasitaire de la blennorrhagie, attribuent à Donné le mérite d'avoir le premier signalé, dans le pus blennorrhagique, la présence d'organismes vivants, le trichomonas vaginalis et le vibrio lineola, qu'il aurait considérés comme les agents de la contagion. Mais ainsi que le fait observer M. P. Bricon, dans une récente et consciencieuse revue (1), on ne trouve pas dans ses livres une opinion aussi nettement exprimée.

En 1837, en effet, il écrivait (2) que « les globules du pus blennorrhagique nagent dans un liquide qui ne contient pas d'autres particules appréciables au microscope » et il ajoute qu'il n'a jamais rencontré d'animalcules d'aucune sorte. Quelques années plus tard, en 1844, il dit encore (3) que le pus de la blennorrhagie uréthrale ou vaginale ne diffère en rien, au microscope, du pus du phlegmon ordinaire.

Il faut ensuite arriver à l'année 1862 pour voir Jousseaume (4) décrire, sous le nom de *Genitalia,* un parasite végétal qu'il croit être caractéristique de l'écoulement blennorrhagique.

« Il est constitué, dit-il, par une algue à très longs fila-

(1) P. Bricon, *Progrès médical,* 1884, p. 643.
(2) Donné, *Recherches microscopiques sur la nature du mucus et la matière des divers écoulements des organes génitaux urinaires.* Paris, 1837.
(3) Donné, *Cours de microscopie.* 1844, p. 201.
(4) Jousseaume, *Des végétaux parasites de l'homme* (thèse inaugurale). Paris, 1862.

ments, presque toujours courbés en arcs plus ou moins ouverts. » On verra bientôt combien il y a loin de ces productions à l'organisme si bien décrit par Neisser. Il est impossible de trouver entre les deux aucune ressemblance, même éloignée. Cependant, Jousseaume ajoutait que les organes reproducteurs paraissaient être, à l'origine, de très petits globules sphériques, ovoïdes ou irréguliers, à surface lisse et d'autant plus bruns qu'ils sont plus avancés en âge. De plus, il figurait (1) des granulations qui offrent peut-être quelque analogie avec les gonococci. Néanmoins, il est douteux qu'il ait réellement vu le microbe de la blennorrhagie. Mais il serait injuste de ne pas rappeler qu'en parlant du traitement il dit : « A la série des balsamiques, nous pourrions encore ajouter la liqueur de Van Swieten qui, malgré la faible dose de sublimé qu'elle contient, a cependant amené des guérisons irrécusables. » A plus de vingt ans de distance, on en arrive aujourd'hui à préconiser un traitement à peu près semblable, ce qui donne au mémoire de Jousseaume un véritable intérêt d'actualité.

En 1869 Hallier (2) présentait une description du microbe de la blennorrhagie, plus conforme aux données actuelles.

« Le pus de la blennorrhagie, dit-il, contient une grande quantité de coccus, en partie libres, en partie contenus dans l'intérieur des globules dans lesquels ils produisent des vacuoles et qu'ils détruisent ensuite complètement. Des corpuscules analogues se retrouvent dans le sang des individus affectés de rhumatisme blennorrhagique. Ils pénètrent dans les globules sanguins. » Malgré la netteté de ces constatations, malgré leur analogie frappante avec des descrip-

(1) Première planche.
(2) Hallier, *Zeitschift für Parasitenkunde*. Iéna, 1869. B. I, p. 176.

tions aujourd'hui reçues, la plupart des auteurs qui se sont
occupés de cette question ont négligé même de rappeler le
travail de Hallier. Il n'est que juste pourtant de reconnaître qu'il fut le premier à décrire exactement le gonococcus, et s'il n'a pas donné à sa découverte toute la consécration qu'elle pouvait recevoir en la faisant suivre de cultures
et d'inoculations, il n'en est pas moins vrai qu'il a eu un
mérite réel dont il ne convient pas de le priver.

Quelques années plus tard, en 1873, un anglais, Salisbury, reprenait la question, mais il semble avoir fait fausse
route. La description qu'il donne du parasite de la blennorrhagie se rapproche sensiblement de celle de Jousseaume. Il rappelle que dès 1850 il aurait découvert dans
le pus blennorrhagique de petits corpuscules semblables
à des spores, se multipliant par scissiparité et logés aussi
bien en dedans qu'en dehors des cellules épithéliales. En
outre de ces microbes en forme de spores, il en décrit
d'autres présentant l'aspect de filaments isolés ou réunis en
petits pelotons. Chez certains malades, Salisbury n'aurait
rencontré que des spores, chez d'autres des filaments seulement. Enfin, dans une troisième catégorie, il dit avoir
trouvé en même temps des spores et des filaments. Ces
organismes ne présentent d'ailleurs aucune espèce de mouvements spontanés. Ils naissent et se développent rapidement dans et sur les cellules mères de la muqueuse où ils
produisent une violente irritation. De plus ils provoquent
tout autour d'eux la formation très prompte de cellules de
muco-pus, lequel devient ainsi un véhicule pour l'élimina-
tion du virus hors des cellules mères de la muqueuse.

Ici s'arrête la première période de ces recherches qui ne
sont en quelque sorte qu'une préparation, qu'une promesse
pour l'avenir. Il manquait aux constatations microscopiques
un complément indispensable, la culture et l'inoculation

des microbes qu'on supposait être les agents de la blennorrhagie. Sans cultures et sans inoculations, rien ne démontre
que les organismes rencontrés sont réellement la cause de
la maladie.

Au contraire, dans la période actuelle, on applique aux
données fournies par le microscope, le contrôle de l'expérimentation. On soumet le microbe à de nombreuses séries
de cultures successives et on procède enfin à des inoculations, dont les résultats sont de nature à convaincre les
plus sceptiques.

Cette période féconde date, à proprement parler, du mémoire d'Albert Neisser, assistant à la clinique de dermatologie de Breslau, mémoire paru en 1879 (1). Cependant
Neisser se borne à des recherches microscopiques et ne les
complète pas encore par l'expérimentation, au moins sur
l'homme. Mais son travail, par la précision des détails, par
les perfectionnements apportés à la technique microscopique, marque vraiment une ère nouvelle ēt on peut dire
que c'est à partir du mémoire de Neisser que le gonococcus
a définitivement pris place dans l'étiologie de la blennorrhagie. Aussi ferai-je bientôt de larges emprunts au travail
de cet auteur lorsque j'aborderai la description du gonococcus et de tous les détails qui se rapportent à sa recherche,
à sa coloration, à sa culture.

Depuis le mémoire de Neisser, le nombre des travaux
publiés sur le microbe de la blennorrhagie est extrêmement considérable. La plupart d'entre eux ne contiennent
toutefois aucune particularité nouvelle et intéressante, et
c'est à peine s'ils méritent d'être mentionnés (2). Ceux qui

(1) A. Neisser, *Ueber eine der Gonorrhœ eigentümliche Micrococcusform.*
(*Centralbl. f. d. Med. Wissenschaffen*, p. 497, juillet 1879); *Die Micrococcus
der Gonorrhœ* (*Deutsche med. Wochenschrift*, p. 279, 1882).

(2) a. Eschbaum, *Deutsche med. Wochensch.*, 1883, p. 187.

b. Welander (de Copenhague), *Quelques recherches sur les microbes pa-*

offrent quelque valeur ne m'ont paru ajouter que des points de détail plus ou moins secondaires à l'étude que Neisser nous a donnée. Il serait fastidieux de les passer en revue l'un après l'autre; mais j'aurai soin, dans le cours de la description, d'indiquer les opinions de chacun d'eux, pour peu qu'il y ait lieu de le faire.

Avant d'en finir avec ces question d'historique du microbe, je dois cependant signaler d'une manière toute spéciale les mémoires de Bokai (1), de Bockhart et Wolf (2)

thogéniques de la blennorrhagie (*Gaʒ. méd. de Paris*, juin|1884, nᵘ 23.)

c. Watson-Cheyne, *The british medical journal*, 1880, vol. II, p. 124.

d. Haab, *Kleinere ophth. Mittheilungen (Corresp. Blatt Schweiʒer Aerʒte*, nᵒˢ 3 et 4, 1 et 15 février 1880 (*Centralblatt für path. Augenheilkunde*, septembre 1881, p. 280).

e. Aufrecht, *Path. Mittheilungen*, H. I, p. 147. Magdebourg, 1881.

f. Leistikow, *Ueber Bacterien bei den vener. Krankheiten (Charité Annalen*, Jah. VII. Berlin, 1882, p. 750).

g. Krause, *Die Mikrokokken der Blennorrhea neonatorum (Centralbl. f. d. prakt. Augenheikunde*, mai 1882, p. 134.)

h. Marchiafava, *Sopra il micrococco della gonorrhea (Bullet. de R. Acad. di Roma*, Ann. VIII, nᵒ 2, *Gaʒʒ. degl. osp.*, Anno III, nᵒ 21, p. 168).

i. Petrone, *Sulla natura parasitaria del artrite blennorrhagico (Rivista clinica di Bologna*, février 1883, p. 94).

j. Gamberini, *La Blennorrhagia in rapporto medicoforense (Giornale ital. del. malat. vener. e della pelle*, juillet, août 1883.)

k. Arning, *Ueber das Vorkommen von Gonococcus bei Bartolinitis (Vierteljahrssch. f. Dermat. und Syphilis*, 1883, vol. X, p. 371).

l. Campana, *Pathologia della Blennorrhagia in rapporto alla terapia. (La Salute : Italia medica*, 1883, vol. XVII, nᵒ 19, p. 145).

m. *Weiss*, élève de Spillmann, *Le microbe du pus blennorrhagique*. Thèse de Nancy, 1883, nᵒ 119.

n. Jamin, *De l'uréthrite chronique d'origine blennorrhagique*. Thèse Paris, 1883.

o. Chameron, *Du traitement de la blennorrhagie considérée comme affection parasitaire*. Thèse Paris, 1884.

(1) Bokai, *Ueber der Contagium des acuten Blennorrhœ (All. med. Central Zeitung*, 1880, p. 901. — Bokai und Finkelstein, *Ueber eine der Gonorrhœ eigenthümliche Mikrokokkenform (Prag. med. chir. Presse*, mai 1880. — *Vierteljahrsschrift fur Dermatol. u. Syphilis*. Wien, 1881, p. 115.)|

(2) Bockhart, *Beitrag ʒur Actiologie und Patho. des Harnrœhrentrippers (Arch. f. Dermat. u. Syphilis*. Wien, 1882, p. 726).

et les recherches de C. Paul (1) en ce qui concerne les cultures et les inoculations.

Les résultats positifs qu'ils ont obtenus offrent un intérêt de premier ordre. J'y reviendrai plus loin avec détail.

Enfin, au point de vue thérapeutique, les expériences de C. Paul et de son élève Chameron, les succès remarquables qu'ils ont obtenus mériteront aussi plus qu'une simple mention.

IV

Examen du microbe

Lorsqu'on veut procéder à l'étude du microbe de la blennorrhagie, en écartant autant que possible les principales causes d'erreur, il est indispensable, comme opération préliminaire, de recueillir le pus avec un soin particulier et d'employer certains artifices de préparation.

Manière de recueillir le pus. — Jullien recommande des précautions qui me paraissent excellentes (2): « Le malade est debout et l'on place entre ses jambes, au-dessous des parties génitales, une lampe à alcool qui chauffe l'air ambiant, chasse et brûle les germes ; un jet d'urine, ou au besoin une injection, ayant balayé le canal, le gland et le méat ayant été soigneusement lavés dans une solution phéniquée ou alcoolique, on peut à peu près répondre que l goutte qui va sourdre ne contiendra pas d'éléments étrangers. Cependant, pour plus de sûreté, on fera bien d'alle la chercher profondément dans l'urèthre, au moyen d'u

(1). C. Paul, *in* Chameron, thèse déjà citée, p. 35 et 37, et Société d thérapeutique, séance du 22 octobre 1884.

(2) Jullien, *Traité des maladies vénériennes*, 2ᵉ édit., p. 25. Paris, 1886

tube préalablement purifié, et il est nécessaire de boucher à la lampe, une fois la récolte faite, si l'examen ne peut être immédiatement pratiqué. »

Lorsqu'il s'agit de la femme, les procédés varient nécessairement suivant qu'on veut recueillir le pus du vagin, de l'utérus, de l'urèthre ou des follicules.

Pour le vagin, Weiss (de Nancy) conseille d'employer un spéculum non graissé, mais soigneusement lavé auparavant avec une solution d'hypermanganate de potasse. Il est indispensable de ne pas enduire l'instrument d'un corps gras quelconque, les gouttelettes graisseuses se mêlant à la préparation et pouvant rendre l'étude plus difficile ou même exposer à commettre des erreurs d'interprétation.

Au moment où l'on retire le spéculum, il est chargé de pus, on recueille immédiatement celui-ci dans des tubes à vaccin que l'on ferme hermétiquement, soit à la lampe, soit avec de la cire à cacheter. Pour l'utérus, Arnaud (1) introduit simplement le spéculum et, après avoir soigneusement abstergé le col avec des tampons d'ouate, il introduit dans la cavité du col un long tube de Pasteur avec lequel il récolte une gouttelette par aspiration.

Pour l'urèthre, après avoir lavé l'entrée du vagin avec une solution antiseptique, on peut, ou bien, à l'exemple de Welander, faire pénétrer dans le canal un instrument en forme de cure-oreilles que l'on retire en pressant contre la paroi antérieure du conduit, ou bien, plus simplement, faire sourdre une gouttelette par pression et la recueillir aussitôt à l'aide d'un tube Pasteur.

Pour les follicules, on procède de même, et si la quantité de pus est trop minime pour pouvoir être aspirée par un de ces tubes, on en retire une parcelle en introduisant un stylet

____

(1) Arnaud, Thèse de Paris, 1884.

au fond de l'organe et on la dépose immédiatement sur la lamelle préparée pour l'examen.

Quel que soit le procédé qu'on ait employé pour recueillir ce pus, il est nécessaire que la couche étalée entre la lame et la lamelle soit aussi mince que possible. Il faut donc ne disposer sur la lame qu'une très petite quantité de pus, et, ensuite, exercer sur la lamelle dont on la recouvre, une pression assez forte. A défaut de cette précaution, les éléments entassés les uns sur les autres ne pourraient pas être distingués avec une netteté suffisante.

Ehrlich conseille ensuite de faire sécher la préparation à l'air, puis de la chauffer lentement jusqu'à 120° ou 150° à la flamme d'une lampe.

Procédés de coloration. — On peut, à la rigueur, apercevoir le microbe de la blennorrhagie sans employer aucun artifice de coloration, si l'on peut disposer d'un excellent microscope. Neisser se servait d'un microscope de Zeiss (éclairage d'Abbé, objectif immersion à huile 1/2 et oculaire 4 ou 5). Il prétend que les meilleurs objectifs à immersion, de Hartnack ou de Seibert, ne donnent pas des images aussi nettes.

Mais alors même qu'on dispose d'un très bon microscope, le microbe étudié à l'eau distillée est à peine visible; il est encore utile de colorer les préparations. On arrive ainsi à rendre évidentes des dispositions qui, sans cela, échapperaient forcément. Ne sait-on pas que le bacille de la tuberculose, par exemple, a besoin, pour être non seulement étudié, mais même aperçu, d'une coloration toute particulière? Aussi, tous les auteurs qui se sont occupés du microbe de la blennorrhagie se sont-ils efforcés d'employer les moyens de coloration les plus perfectionnés.

Neisser avait déjà reconnu que le *gonococcus* se colore

facilement par le violet de méthyle et de dahlia. Il avait
également constaté qu'il se colore aussi dans une solution
forte d'éosine, mais moins nettement toutefois que dans la
solution de violet de méthyle. Quant au vert de méthyle
et à l'induline, ils ne donnent au microbe aucune coloration, et le laissent même complètement incolore.

Eschbaum a voulu simplifier le procédé de coloration
employé par Neisser. Il a recouru à une solution aqueuse
de violet de gentiane (14 o/o) en lavant ensuite pendant
une vingtaine de secondes à l'alcool absolu. Il séchait enfin
la préparation à la lampe ou entre deux feuilles de papier
buvard, puis il montait dans le baume de Canada.

Welander employait une solution de fuchsine. Weiss
teintait légèrement en brun les gonococci par l'acide
osmique.

Bockhart et Wolf les coloraient avec le violet de méthyle,
la fuchsine ou le brun de Bismarck.

Enfin Jullien (1) s'exprime ainsi : « Quant aux procédés
de coloration, nous avons essayé la plupart de ceux que
l'on a signalés depuis quelque temps, mais sans en trouver
qui nous semblassent préférables au violet de méthyle. Une
légère solution de ce dernier, phéniquée et filtrée, suffit à
toutes les constatations. La goutte de liquide à examiner
ayant d'abord été exposée, pendant une à deux minutes,
aux vapeurs de l'acide osmique, on la mélange à quantité
égale de liquide colorant, puis on laisse sécher le tout. Plus
tard, on éclaircira la composition avec le baume de Canada, et on lutera en plein baume. Si la matière colorante
est en excès ou s'est déposée en cristaux obscurcissant le
champ du microscope, on obviera facilement à cet incon-
vénient en lavant largement à l'essence de girofle, et en

____

(1) *Traité des maladies venériennes*, Seconde édition, p. 25.

pressant ensuite la préparation entre deux doubles de papier à filtrer. Enfin, les grossissements à employer varient entre 900 et 2000 diamètres ». Il me semble qu'on ne saurait mieux faire que de suivre à la lettre cette manière de procéder.

Caractères du microbe de la blennorrhagie. — Les dispositions précédentes ayant été prises, on arrive sans peine à l'aide d'un petit grossissement et d'un éclairage suffisant, comme le dit Neisser, à voir des agglomérations plus ou moins considérables de gonococci. Ces agglomérations sont visibles à côté des globules purulents qui prennent les formes les plus variées. Quant aux micrococci, ils se rapportent à un type unique et toujours le même. Ils offrent une forme arrondie, globulaire ou ovalaire. Si quelques auteurs, le professeur Bouchard en particulier, ont pu croire qu'ils étaient allongés et effilés à une de leurs extrémités et plus ou moins semblables à une virgule très courte, ils n'ont pas tardé à reconnaître qu'ils s'étaient trompés et qu'il n'y avait rien à modifier, au point de vue de la forme, à la description fournie par Neisser.

Les individus isolés sont assez volumineux et mesurent de 0, μ 4 à 0, μ 6. On n'observe jamais de variations (Bockhart et Wolf) dans les dimensions des gonococci suivant les différentes espèces de blennorrhagies.

Les objectifs mis imparfaitement au point, les montrent entourés d'un anneau de lumière qui correspond évidemment à une enveloppe muqueuse. Weiss leur reconnaît également une enveloppe hyaline.

Les individus se rencontrent rarement isolés, presque toujours on en trouve deux étroitement unis (diplococcus) à tel point qu'ils paraissent n'en former qu'un seul offrant l'aspect d'un 8 de chiffre. Il existe en Allemagne une sorte de biscuit présentant à peu près la même forme.

Aussi Neisser et les observateurs qui sont venus après lui ont-ils appelé ce parasite le micrococcus en biscuit.

Neisser pensait que, dans la plupart des cas, les gonocacci formaient des colonnes de dix à vingt individus et plus. D'autres auteurs, au contraire, Bockhart et Wolf notamment, prétendent qu'ils ne forment jamais de chaînes, mais qu'ils sont groupés en amas de deux, quatre, six ou huit, souvent rangés dans un ordre rhomboïdal.

D'après Bokai, les micrococci sont rares au début de l'infection de l'urèthre; au contraire, vers la deuxième semaine, leur nombre augmente considérablement.

A l'état frais, ils sont doués de mouvements.

Le mode de reproduction se fait par scissiparité. On voit un globule s'allonger rapidement et prendre la forme d'un ovale très court, puis une scission très rapide se faire au milieu du gonococcus, qui se partage aussi en deux individus. Les individus de nouvelle formation se séparent et restent éloignés de l'épaisseur d'un micrococcus. Enfin, il arrive souvent que chacun des individus isolés se divise à son tour en deux micrococci. On a de la sorte un groupe de quatre individus.

Siège du microbe dans les éléments anatomiques. — D'après Neisser, les micrococci se tiennent le plus souvent à la surface des corpuscules du pus, rarement on les rencontre à la surface des cellules épithéliales. D'autres fois les microbes sont logés dans l'intérieur des leucocytes et quelques-uns d'entre eux, remplis de gonococci, n'offrent plus traces de noyaux. Dans d'autres leucocytes, il était facile de constater une diminution des noyaux correspondant à une plus grande accumulation des microbes. Neisser formule, mais sans y insister, l'opinion que les micrococci seraient des produits de la décomposition des leucocytes.

Eschbaum n'aurait pas vu seulement les gonococci dans l'intérieur des globules de pus comme Neisser, mais aussi dans le protoplasma des cellules épithéliales.

Enfin Bockhart, qui ne les a pas vus, il est vrai, dans les cellules, en a trouvé dans les canaux lymphatiques, surtout au niveau de la fosse naviculaire, qui en étaient littéralement remplis et comme thrombosés.

Il y a plus encore, puisqu'on a pu, comme M. Capitan, par exemple, en trouver dans le sang des malades présentant des complications fébriles, inflammatoires, sans déterminations articulaires. Avant lui déjà, le professeur Bouchard avait trouvé, comme Hallier, des gonococci dans le sang des malades atteints de rhumatisme blennorrhagique. « Il manque, ajoutait-il (1), pour que la démonstration de la nature infectieuse du rhumatisme blennorrhagique soit complète, que l'on ait démontré la présence de l'organisme parasitaire dans les jointures malades. »

On voit quel jour nouveau la théorie parasitaire de la blennorrhagie peut jeter sur les complications à distance de cette affection, dont l'interprétation soulevait encore de si vives discussions, il y a quelques années, dans les sociétés savantes (Société médicale des hôpitaux, 1867).

Il me semble toutefois qu'il serait prématuré de vouloir, à l'exemple de certains auteurs (2), faire de la blennorrhagie une maladie générale d'emblée, une maladie infectieuse comparable à la syphilis. Les manifestations articulaires, cardiaques et cutanées de la blennorrhagie, rendent sans doute admissible l'hypothèse que l'agent morbide est capable dans certaines conditions, sous certaines influences encore indéterminées, d'envahir d'autres régions de l'économie et de donner lieu à une intoxication générale secon-

(1) *Maladies par ralentissement de la nutrition.*
(2) Raoul Mesnet, Thèse de Paris, 1884.

daire. Mais, ainsi que le pense M. Dreyfus-Brissac (1), ce n'est encore là qu'une hypothèse. Et cette migration du parasite, même si l'on parvenait à démontrer qu'elle est la cause des complications à distance, pourrait n'être qu'un accident. Elle ne suffirait pas encore pour faire entrer la blennorrhagie dans la classe des maladies infectieuses proprement dites.

Valeur séméiologique de la présence du gonococcus. — Quant à la valeur séméiologique de la présence des gonococci dans les produits de secrétion pathologiques, même en l'absence d'inoculations après cultures, elle peut être, jusqu'à un certain point, déduite de l'observation clinique. Aussi est-il très intéressant de rechercher dans quelles conditions ont été recueillies les observations des auteurs.

Les études de Neisser ont porté sur trente-cinq cas de gonorrhée d'âges différents. Dans tous, il y a rencontré les mêmes gonococci facilement reconnaissables à première vue. Ils ont persisté de trois à douze jours ; dans d'autres cas leur présence a duré trois, sept, neuf et jusqu'à treize semaines.

Toutefois, dans une gonorrhée chronique datant d'un an et demi, Neisser n'a pas rencontré le micrococcus caractéristique. Dans trois autres cas traités par le sulfate de zinc et l'acide sulfocarbonique, il n'en a pas trouvé non plus.

Mais il en a vu en quantité considérable dans l'écoulement vaginal de deux jeunes filles qui avaient été contaminées par un homme atteint de gonorrhée. Il a retrouvé le même gonococcus dans le pus provenant de l'écoulement uréthral de plusieurs femmes (neuf cas) et dans sept cas d'ophthalmie purulente chez des enfants nouveau-nés. Dans un cas de

---

(1) Dreyfus Brissac, *Du parasite de la blennorrhagie (Gazette hebdoma daire,* 17 décembre 1884, p. 834.)

blennorrhagie datant de quinze jours et qui, après un traitement énergique, ne donnait plus qu'une sécrétion peu abondante, il a été impossible de retrouver les micrococci. Chez des adultes, dans deux cas d'ophthalmie blennorrhagique, Neisser a constaté la présence de l'organisme spécial qu'il trouvait également dans le pus uréthral.

Par contre, Neisser dit avoir examiné bien des fois le pus non blennorrhagique, par exemple celui du chancre mou, de la balano-posthite, des bubons. Il y a trouvé en grande abondance des microbes d'espèces différentes, mais pas des micrococci blennorrhagiques. Il n'en a pas rencontré davantage dans treize cas de flueurs blanches simples examinés au hasard. Enfin, il est arrivé au même résultat négatif dans l'examen d'un grand nombre de conjonctivites simples (1).

S'appuyant sur ses nombreuses recherches qui lui permettaient presque de faire l'épreuve et la contre-épreuve, Neisser n'hésite pas à considérer comme constante et absolument caractéristique la présence du gonococcus qu'il a si bien décrit, dans toutes les affections inflammatoires d'origine blennorrhagique. Il en fait un élément de diagnostic certain dans les cas douteux.

Les faits rapportés par Neisser ont déjà par eux-mêmes une très grande signification. Mais leur importance est encore singulièrement accrue par l'éclatante confirmation

(1) J'ai fait moi-même des constatations tout à fait analogues. Ayant eu à placer des sondes à demeure, soit pour dilater des rétrécissements, soit après l'uréthrotomie interne, soit pour éviter un nouveau cathétérisme dangereux ou difficile, j'ai plusieurs fois examiné au microscope le pus qui s'était formé et qui, sans être assez abondant pour sourdre par le canal, enveloppait cependant la sonde laissée à demeure. Je n'ai jamais trouvé de gonococci. Cependant dans deux cas j'en trouvai, mais je pus établir que, dans le premier, un écoulement léger existait avant l'opération et que dans l autre, l'instrument avait été contaminé par un service antérieur et qu'il avait importé le microbe.

qu'ils ont reçue de la plupart des recherches ultérieures entreprises, tant en France et en Italie qu'en Allemagne.

Nous trouvons, par exemple, dans le travail de Bockhart et Wolf, un des plus importants après la publication de Neisser, les renseignements suivants : « A la clinique de Rinecker (de Würtzbourg), ils ont, de 1880 à 1883, examiné le pus de tous les malades atteints d'uréthrite aiguë ou chronique, d'abord en employant la méthode de Koch, puis plus tard, celle d'Ehrlich ; dans tous les cas, au nombre de deux cent cinquante-huit, ils constatèrent la présence du gonococcus de Neisser; ils examinèrent encore, de juillet à novembre 1882, quatorze écoulements purulents du vagin sans uréthrite, deux catarrhes purulents du col, et ils y trouvèrent le gonococcus. Dans les cas douteux, le diagnostic d'une affection blennorrhagique était établi à la clinique de Rinecker par la présence du gonococcus de Neisser. » (P. Bricon).

De même Welander rapporte cent vingt-trois observations de blennorrhagie aiguës et quinze d'écoulements chroniques. Chez tous ces malades, l'examen microscopique fit constater l'existence des microbes spéciaux. Cet observateur put même retrouver, dans vingt et un de ces cas, la femme qui avait communiqué la maladie; chez tous il reconnut la présence des gonococci.

En un mot, presque tous les travaux qui ont pris naissance depuis les cinq dernières années, au sujet de la blennorrhagie, admettent comme incontestable la présence constante et le rôle pathogénique absolu du microbe de Neisser.

Opinions divergentes. — Cependant, il faut bien le dire, quelques divergences se sont produites, et bien qu'elles n'émanent pas de savants ayant une très grande autorité, nous n'avons pas le droit de ne pas en tenir compte.

Eklund (1) a constaté la présence du gonococcus, toutes les fois qu'il l'a recherchée, dans le pus blennorrhagique. Il prétend même qu'il n'est pas constitué par des boules sphériques, mais par des disques plats et plans dont les bords, à l'exclusion des faces, sont seuls colorés par le violet d'aniline. Mais il lui refuse la propriété d'être l'agent spécifique de la chaudepisse, car il l'a rencontré dans des cas d'inflammations aiguës et chroniques de l'intestin et du poumon et dans les stomatites ulcéreuses. De plus il signale, dans le pus de la blennorrhagie, la présence constante d'un parasite en forme de filaments, auquel il donne le nom d'*Ediophyton dictyodes*. Il suffit, à mon avis, de parcourir le travail de Eklund pour être convaincu qu'il s'agit d'une œuvre de haute fantaisie. Son *Ediophyton* se rencontrerait dans les diarrhées estivales, les dysenteries, certaines pneumonies et jusque dans l'urine des scarlatineux, chez lesquels il serait susceptible de faire naître la blennorrhagie ! ! !

Sternberg (2) croit que le gonococcus n'est autre que la torule ammoniacale de Pasteur et Van Tieghem ou *micrococcus ureæ* de Cohn. Mais le gonococcus en diffère par des particularités nombreuses, notamment par l'absence des longs chapelets et des chaînettes qui caractérisent le ferment de l'urée.

Gama Pinto (3) ayant rencontré le gonococcus dans tous les cas d'ophthalmie purulente qu'il a observés, même

---

(1) Eklund, *Note sur les microbes de la blennorrhagie* (*Annales de dermatologie et de syphiliographie*, t. III, nᵒˢ 9 et 10, 25 nov. 1882, p. 540.)

(2) Sternberg, *The micrococcus of gonorrœal pus infective virulence not due to the presence of this parasitic microorganisme* (*The medical News,* janvier et mars 1883, vol. XLII, p. 67, 96, 323.)

(3) Gama Pinto, *Technica histologica dos microbios, em particular dos gonococcos, e propriedades pathologicas d'estes ultimos* (*La medicina contemporanea,* 8 et 15 juin 1884.)

lorsqu'ils n'étaient pas d'origine blennorrhagique, émet l'opinion que la blennorrhagie est due à un principe encore inconnu. Mais le pus, auquel elle donne naissance, devient, pour le gonococcus, (parasite contenu dans l'air ambiant) un milieu favorable. A l'appui de sa théorie, il cite un fait de conjonctivite blennorrhagique dans lequel il ne parvint à trouver les gonococci que le troisième ou quatrième jour.

Enfin Aubert (1), qui admet la théorie parasitaire de la blennorrhagie, croit à des formes différentes, reconnaissant pour cause chacune un microbe spécial. Il aurait en effet constaté trois fois, dans une uréthrite à marche particulière, la présence d'un organisme autre que le gonococcus : « Cet organisme consiste en une très grande quantité de petits corpuscules de forme ovalaire et légèrement allongés, fourmillant surtout en dehors des cellules de pus, et en bacilles moins nombreux, épars au milieu des autres éléments. La dimension des éléments ovalaires est certainement inférieure à un μ, et on trouve des formes intermédiaires entre ces éléments et les bacilles qui les accompagnent. » M. Aubert arrive aux | conclusions suivantes :

« 1° A côté de la blennorrhagie ordinaire, de beaucoup la plus fréquente et qui s'accompagne toujours de la présence du gonococcus de Neisser, il existe certains écoulements uréthraux caractérisés par la présence d'une quantité considérable d'éléments bactériens bien différents du gonococcus.

2° Ces écoulements peuvent, comme l'écoulement à gonococcus, s'accompagner de cystite et d'épididymite et commandent dès lors les mêmes précautions au point de vue du cathétérisme et de l'exploration du canal.

3° Il est impossible de dire, quant à présent, si cette

(1) Aubert, *De l'uréthrite bactérienne* (*Lyon médical*, 13 juillet 1884, vol. XLVI, p. 337).

forme bactérienne est primitive ou secondaire, si elle est un type ou un état accidentel ; en d'autres termes, s'il existe des écoulements uréthraux provoqués primitivement, puis entretenus par la présence des bactéries, ou bien si la pénétration et la substitution de celles-ci se fait à une période ultérieure de la blennorrhagie ordinaire. Peut-être ces deux types existent-ils. » En somme, parmi ces opinions divergentes, il n'en est aucune, ainsi qu'on a pu s'en rendre compte, qui porte une atteinte sérieuse à la théorie parasitaire de la blennorrhagie. Le travail d'Aubert en est même une confirmation, et il ne s'écarte des idées le plus généralement admises que par une forme nouvelle d'uréthrite microbienne, dont l'existence me paraît toutefois réclamer encore d'autres démonstrations.

V

Culture et inoculations du gonococccus.

Quelque unanimes qui soient la plupart des travaux que j'ai rapportés à reconnaître le gonococcus comme l'agent spécifique de la blennorrhagie, il était indispensable d'y ajouter la confirmation expérimentale. En l'absence du criterium fourni par l'inoculation, suivie de résultats positifs, du microbe absolument pur, suivant la méthode si heureusement employée par Pasteur, le rôle des gonococci était probable sans doute, mais non démontré. Seulement si la culture du parasite était aisée, il n'en était pas de même de son inoculation à des sujets sains. Il n'est pas toujours facile de trouver des hommes disposés à se soumettre à des expériences qui doivent, suivant toute probabilité, leur donner la blennorrhagie. Quant à la ressource de l'expérimentation sur les animaux, elle manque absolument. Toutes les tentatives d'inoculation de microbes cultivés sur la muqueuse de l'urèthre ou de la conjonctive entreprises par Neisser, Leistikow, Krause, Loffler, Bouchard, sur des singes, des chiens, des chats, des souris, des pigeons, sont restées complètement infructueuses.

Les récentes expériences de Rebatel, faites dans le même but, avec le pus blennorrhagique lui-même, ne donnèrent pas plus de résultats.

Enfin, j'ai moi-même entrepris de nouveaux essais, d'une part avec des microbes cultivés, d'autre part avec le pus en nature et n'ai pas été plus heureux.

Les animaux sont donc réfractaires à la blennorrhagie d'origine humaine, et il était de toute nécessité de choisir l'homme lui-même comme sujet d'expériences afin de poursuivre la solution complète du problème de la nature parasitaire de la blennorrhagie.

Il est facile de comprendre que c'est là un point fort délicat. En France on n'admet guère de circonstances atténuantes pour les expériences de cette nature. Mais on est heureusement moins scrupuleux à l'étranger, où on n'a pas craint de recourir à des inoculations dans certaines circonstances particulièrement favorables au point de vue scientifique, et, il faut bien le reconnaître, sans inconvénients très sérieux pour les patients.

Culture du gonococcus. — Elle ne présente aucune difficulté. Cependant si on veut la tenter dans les meilleures conditions, je crois qu'on ne saurait mieux faire que de suivre l'exemple de M. C. Paul. Voici comment il expose sa manière de procéder, dans une note que son élève, Chameron, reproduit dans sa thèse:

« Le 10 décembre dernier, j'ai reçu à ma consultation de

l'hôpital une jeune fille de 16 ans atteinte d'une blennor-rhagie récente et en pleine activité inflammatoire. Le pus s'écoulait abondamment du vagin, mais surtout des glandes situées au-dessous et au-devant de l'hymen. Le conduit de la glande de Bartholin en fournissait également.

« Je pris un ballon de verre que je flambai à la lampe à alcool, je recueillis quelques gouttes du pus des glandes vul-vaires et je scellai immédiatement à la lampe.

« Je me rendis aussitôt au laboratoire de M. Pasteur, qui m'avait fait la gracieuseté de m'y accueillir comme élève. Une heure à peine après que le pus avait été recueilli, j'ai mis une goutte, au moyen d'un tube flambé, et selon les précautions d'usage, dans un petit ballon, dit ballon de culture de Pasteur, contenant du bouillon de veau stéri-lisé. Le ballon fut mis à l'étuve; deux jours après, le 12 décembre, le liquide du ballon était trouble et indiquait une multiplication de spores. Le ballon témoin était clair. Le 14, après 4 jours d'ensemencement, je regardai le li-quide au microscope (2/8 Vérick) à environ 750 diamètres, et je constatai la présence d'un assez grand nombre de spores soit isolées, soit réunies en 8 et agitées du mouve-ment brownien. J'ensemençai pour une deuxième culture. Le 17, 7 jours après le premier ensemencement, le liquide de la première culture est plus trouble, il donne des cha-pelets de 5 et 6 articles, soit rectilignes, soit contournés. Les spores sont beaucoup plus visibles qu'au bout de 4 jours. Ce même jour, le liquide de seconde culture qui a trois jours de date est trouble, tandis que le ballon témoin reste clair. Du reste, pour n'avoir pas à le répéter, aucune culture n'a été faite sans être accompagnée d'un ballon témoin.

« Le ballon de la deuxième culture, examiné au micro-scope, ne permet de voir que quelques spores isolées. Il y a donc des spores déjà développées au bout de 24 heures, mais il faut de 4 à 5 jours pour arriver à un développement complet.

« A la quatrième culture, les spores ainsi semées de quatre en quatre jours étaient très nombreuses et très actives, si bien que M. Roux voulait en prendre la photographie. Des occupations d'ordre plus important l'en ont empêché.

« Il y avait donc déjà deux éléments du problème trouvés : la forme du microbe et la reproduction par la culture : restait le troisième point, la reproduction de la maladie par inoculation... »

Un grand nombre d'autres savants, depuis Neisser jusqu'à Bokai et Bockhart, se sont livrés à des cultures du même ordre. Malheureusement ils ne s'étendent pas assez sur les procédés qu'ils ont employés. La description de M. C. Paul, nous faisant assister pas à pas à toutes les modifications qui se produisent dans les ballons ensemencés, n'en est que plus précieuse à retenir.

Ces études me paraissent toutefois demander encore à être complétées. Pour que les cultures puissent servir non seulement à préparer les inoculations, mais aussi à instituer le meilleur traitement, il serait bon de chercher, dans une longue série d'expériences, à créer tantôt un terrain favorable, tantôt un terrain nuisible au développement du microbe. Il y aurait lieu, surtout à ce dernier point de vue, soit de traiter la goutte de pus qui sert de semence avec diverses solutions médicamenteuses réputées antiseptiques, soit de verser dans le liquide de culture une quantité variable de ces mêmes solutions. On pourrait ainsi déterminer : d'abord les substances qui s'opposent le mieux au développement du gonococcus, ensuite les doses minima de ces substances nécessaires pour obtenir le résultat

cherché. Ce serait, on le conçoit, une excellente introduction au traitement de la blennorrhagie. Déjà j'ai entrepris
des expériences de cette nature, mais je désire les compléter
avant d'en faire connaître les détails.

Inoculations du gonococcus. — Les premières tentatives d'inoculation à l'homme de microbes cultivés me
paraissent avoir été faites par Bokai. Les sujets en expérience furent six étudiants en médecine dont l'urèthre
était parfaitement sain. Parmi eux, trois contractèrent la
blennorrhagie, même après que les liquides de culture eurent
été traités par deux gouttes d'une solution de potasse caus-
tique. Les liquides qui furent traités par la teinture d'eucalyptus donnèrent au contraire des résultats négatifs.

Les expériences de Bokai sont incontestablement fort
intéressantes ; malheureusement, l'auteur ne nous donne
que des renseignements très insuffisants, et sur le mode de
culture qu'il a employé, et sur ses procédés d'inoculation.
En outre, je lui ferai le reproche d'avoir essayé l'action des
substances médicamenteuses dès ses premières tentatives.
Lorsqu'on a l'heureuse fortune de posséder des sujets qui
s'offrent à de telles expériences, il convient tout d'abord de
trancher le point capital de la question, c'est-à-dire de savoir
si le microbe cultivé, à l'état de pureté parfaite par conséquent, donne la blennorrhagie et la donne constamment.
Certes, l'influence des médicaments antiseptiques est aussi
fort importante à étudier, mais ces recherches n'ont de
raison d'être que si les inoculations démontrent, sans aucune
restriction possible, le rôle pathogénique absolu du microbe.
L'action médicamenteuse peut, d'ailleurs, ainsi que je l'ai
dit plus haut, être étudiée dans d'excellentes conditions en
s'en tenant aux ballons de culture, et, sans procéder à des
inoculations sur l'homme. Cela me paraît d'autant plus
important que les occasions ne manquent pas d'appliquer

les agents médicamenteux, non point au moment où on cherche à provoquer la maladie et où il y a un si grand intérêt à ce que l'inoculation soit positive, mais alors que l'affection est déjà bien constituée, et que le succès de l'expérience est tout à l'avantage du malade.

Cependant, il faut retenir du travail de Bokai ce fait considérable, que le produit de ses cultures, inoculé à six personnes, a donné la maladie à trois d'entre elles. Le résultat négatif des trois autres cas offre même moins de valeur contre la théorie microbienne que je défends, puisqu'il pourrait être imputé à la teinture d'eucalyptus.

Dans le travail de Bockhart, nous trouvons une expérience unique, il est vrai, mais qui emprunte aux circonstances particulières dans lesquelles elle a été faite un intérêt de premier ordre. Le sujet sur lequel elle fut tentée était, en quelque sorte, *in extremis,* de sorte que l'expérimentateur devait avoir la ressource prochaine des recherches cadavériques.

Bockhart cultiva le gonococcus de Neisser dans les gélatines alimentaires de Koch. Il en fit quatre cultures successives. Le 10 juillet 1882, sur la proposition et avec la collaboration de Rinecker (de Würtzbourg), ce liquide de quatrième culture fut inoculé dans l'urèthre d'un paralytique général âgé de quarante-six ans, complètement anesthésié, dont on attendait chaque jour la mort. Le canal de l'urèthre du patient était absolument sain.

Le soir du 10 juillet, le malade perdait involontairement de l'urine trouble.

Le 11, l'urine avait repris sa transparence. Le 12 au matin, on trouve le méat urinaire un peu rouge. En pressant légèrement sur le canal, on fait sourdre quelques gouttes d'un liquide séro-muqueux ne montrant au microscope ni leucocytes ni micrococci.

Le 13, la pression du canal amène la sortie d'une goutte de pus jaune.

Le 14, on constate un écoulement purulent, de médiocre intensité. Par la pression sur le canal on fait suinter quelques gouttes d'un pus jaune et épais.

Le 15, le méat est le siège d'une inflammation assez forte et d'une vive rougeur. Il est bouché par de la sécrétion purulente desséchée. La sécrétion purulente est très abondante, et l'on peut rapidement, à l'aide de pressions, recueillir quelques cent. cubes de pus jaune liquide.

Le 17, une fièvre violente s'empare du malade, la température monte à 40°,2. On reconnaît une pneumonie hypostatique généralisée à tout le poumon gauche.

Le 19, la sécrétion diminue de quantité, tout en restant abondante. Enfin, le 20 juillet, le malade succombe.

A l'inspection du pus du 12 juillet, on trouva dans toutes les préparations qui furent faites, de nombreux gonococci de Neisser.

Ces gonococci étaient, le plus souvent, réunis en groupes de dix à quarante ; mais, fréquemment, ils formaient des diplococci en forme de biscuit.

Autopsie. — La muqueuse de l'urèthre était, dans une longueur de 6 centimètres, recouverte d'un exsudat mucopurulent et sanguinolent, surtout au niveau de la partie inférieure de la fosse naviculaire. Les corps caverneux étaient indurés et gorgés de sang. Tout le reste du canal, les portions membraneuse et prostatique, étaient normales.

Les cellules épithéliales étaient gonflées dans toute la région enflammée.

Des portions de cette région étaient desquamées. Les espaces sanguins des corps caverneux étaient infiltrés de leucocytes. Les coupes horizontales et perpendiculaires de la muqueuse et du tissu sous-muqueux montraient ces régions criblées de leucocytes. Enfin, à un grossissement plus fort, on voyait ces leucocytes remplis de gonococci.

Les gonococci se trouvaient toujours dans les noyaux des leucocytes au nombre variable de 4 à 12. Beaucoup d'entre eux formaient des diplococci ; quelques-uns, mais rares, étaient isolés et arrondis. Entre les cellules épithéliales on voyait des globules blancs du sang dont les noyaux renfermaient aussi des gonococci. Bockhart dit n'avoir jamais rencontré de gonococci dans les cellules épithéliales.

Les canaux lymphatiques, surtout dans la région de la fosse naviculaire, étaient remplis et comme thrombosés par les gonococci étroitement serrés les uns contre les autres.

Les noyaux des globules blancs renfermaient également des cocci et étaient augmentés de volume.

On trouvait aussi des groupes de micrococci dans les tissus muqueux et sous-muqueux de la fosse naviculaire ainsi qu'entre les cellules épithéliales.

Au cours de ses recherches, l'auteur n'a pas constaté la présence des microbes dans les glandes de la muqueuse uréthrale.

Mais il a noté des abcès multiples du rein droit (hypérémie du bassinet et du parenchyme rénal, etc.) Le rein gauche était normal.

L'expérience de Bockhart me paraît absolument démonstrative. Elle semble prouver d'une façon indiscutable que le gonococcus est bien réellement l'agent infectieux de la blennorrhagie.

Welander s'est livré de son côté à des expériences qui paraissent au premier abord assez concluantes. Il paraît être parvenu à inoculer la blennorrhagie à plusieurs hommes avec des produits contenant une certaine quantité de gonococci, tandis qu'il a toujours échoué lorsqu'il a fait ses tentatives d'inoculation avec des sécrétions génitales qui n'en contenaient pas. Mais comme il ne faisait usage que de produits blennorrhagiques et non de liquides de cultures, ses expériences, bien qu'intéressantes, n'ont qu'une valeur relative et ne sauraient être décisives.

Enfin je trouve encore dans la note de C. Paul, à laquelle j'ai déjà fait des emprunts, la relation d'une nouvelle tentative d'inoculation. Bien que le résultat n'ait pas été une franche chaudepisse, et laisse par conséquent persister des doutes, il me paraît digne d'être enregistré.

« J'avais conservé, dit-il, dans l'étuve de d'Arsonval, toutes mes cultures jusqu'à la septième, mais toutes ne devaient pas avoir la même activité. Les microbes de la première culture, se multipliant à l'infini depuis plus d'un mois, devaient avoir dévoré presque tout le bouillon ; ils étaient pour se partager les restes en nombre infini, ils devaient être presque à jeun, dans une sorte d'état d'hibernage, tandis que ceux qui n'avaient été semés que huit jours auparavant étaient loin d'avoir épuisé leur provision de nourriture. Pour avoir à inoculer des microbes actifs, je fis une nouvelle culture, et, au cinquième jour, je l'inoculai.

Il n'était pas facile de trouver un sujet qui voulût bien se prêter à l'opération. Je choisis une fille non vierge, mais n'ayant jamais eu d'affections vénériennes et atteinte de céphalée avec vomissements perpétuels et paralysie de la vessie. Ces phénomènes qui duraient depuis plus de six mois presque sans changement, étaient au fond de nature hystérique.

Je n'inoculai pas le pus dans le vagin, pour éviter la propagation à l'utérus et aux trompes. Je fis, à l'entrée de l'urèthre, une inoculation avec une goutte à peine de liquide, comme on fait pour les cultures. De cette manière, je n'avais pas à craindre les suites de l'opération, et d'autre part j'espérais que cette irritation du canal que je comptais produire, pourrait réveiller la contractilité de la vessie.

L'inoculation fut pratiquée le 28 février avec du liquide de neuvième culture.

Rien ne parut pendant cinq jours. Le sixième, la malade accusa une cuisson assez vive à l'entrée de l'urèthre et de la sensibilité en urinant. L'examen, qui avait été négatif les jours précédents, nous montra une uréthrite évidente avec écoulement d'un pus séro-fibrineux qui empesait le linge très fortement.

Nous avions donc là tous les signes de la blennorrhagie au début. D'abord une incubation de cinq jours, puis une inflammation douloureuse de l'entrée du canal et enfin une sécrétion d'un liquide sero-fibrineux empesant le linge et le collant aux organes. Puis la douleur en urinant.

Cette inflammation n'a duré que vingt-quatre heures, le lendemain, tout avait disparu. Cela tenait peut-être à la minime quantité de liquide employé, peut-être au terrain de culture.

Depuis, j'ai fait de nouvelles cultures, mais je n'ai pas rencontré de sujet à inoculer.

Enfin, dans la dernière culture, nous avons obtenu la coloration du microbe par le bleu de méthylène. Il semble, à la coloration, que le microbe de culture soit plus gros que le microbe pathologique.

Parmi ces diverses inoculations, celle de Bockhart est sans contredit la plus importante à noter. Sa valeur est indiscutable. L'agent de la contagion a été le microbe d'une quatrième culture, dégagé par conséquent de tout autre élément virulent et le résultat de l'expérience a été une blennorrhagie aussi parfaitement caractérisée que possible.

Un seul fait positif de cette nature me semble suffisant pour entraîner la conviction et démontrer la nature parasitaire de la maladie. Les expériences négatives qui pourraient se produire ne sauraient à mon avis, même s'il y en avait plusieurs, empêcher celle de Bockhart de conserver la plus grande valeur.

Déjà du reste les tentatives d'inoculation de Bokai et de C. Paul viennent à l'appui de la théorie microbienne, bien qu'elles soient beaucoup moins démonstratives que celles de Bockhart. Cependant je dois dire que si le fait signalé par C. Paul était isolé, il me paraîtrait peu significatif. On ne saurait considérer comme une chaudepisse les phénomènes inflammatoires consécutifs à l'inoculation et qui ne durèrent pas plus d'un jour.

Les résultats des inoculations précédentes paraîtront encore avoir plus de valeur si on se rappelle que celles qu'on a tentées depuis longtemps avec le pus phlegmoneux ordinaire sont toujours restées négatives. « Il n'est pas rare, dit Voillemier, de voir du pus venant d'un abcès des reins, de la vessie, de la prostate, s'échapper en quantité notable par l'urèthre, sans l'enflammer. »

Ce même chirurgien a pratiqué deux fois sur des malades une expérience absolument décisive. Chez l'un d'eux il pratiqua le cathétérisme avec un instrument trempé dans le pus d'un abcès chaud de la cuisse. Chez l'autre, il se servit d'une bougie imprégnée du pus d'un abcès ganglionnaire du cou. Les instruments restèrent en place pendant plus de deux heures sans provoquer ni écoulement ni douleurs.

Des expériences de ce genre ont été souvent répétées par divers observateurs, toujours avec les mêmes résultats.

De l'ensemble de tous les mémoires que j'ai analysés et commentés dans ce travail se dégage, à mon avis, cette conclusion très importante : que le gonococcus décrit par Neisser, se rencontrant dans toutes les affections d'origine blennorrhagique, étant absent au contraire dans toutes celles qui sont étrangères à la blennorrhagie, capable enfin de reproduire la maladie par inoculation après culture, représente, à n'en pas douter, la caractéristique étiologique de cette affection.

VI

Traitement antiseptique.

Il restait cependant une preuve de plus à ajouter à toutes celles qui avaient été fournies par l'observation microscopique et expérimentale, c'est celle qui serait déduite du traitement antiparasitaire de la blennorrhagie.

Peut-être aurait-il fallu, ainsi que je l'ai déjà fait remarquer plus haut, procéder comme introduction aux applications thérapeutiques à des expériences capables de déterminer les substances qui ont sur le gonococcus l'action la plus prompte et la plus certaine. C'est une lacune qui reste encore à combler.

Nos connaissances générales sur les microbes nous ont appris toutefois que si quelques-uns d'entre eux ont leur antiseptique spécial, la plupart subissent profondément l'action de certains agents qui représentent les substances antiseptiques par excellence, je veux parler des solutions de sublimé et de nitrate d'argent.

Le *nitrate d'argent*, préconisé d'abord par Lallemand dans le traitement des affections du col de la vessie, où il a donné les meilleurs résultats, a surtout été introduit dans la pratique courante par Mercier, mon beau-père, qui a très avantageusement substitué au nitrate solide des solutions à divers titres du même sel. On sait surtout que le professeur Félix Guyon a depuis longtemps appliqué ces solutions sous forme d'instillations, avec le plus grand succès, dans le traitement des uréthrites chroniques. Un de ses élèves les plus distingués, le docteur Jamin, a reproduit ses opinions dans une des meilleures thèses qui aient été soutenues dans ces derniers temps, et qui a été couronnée par la Faculté (Prix Chateauvillard).

Il y a cependant des cas rebelles au traitement des uréthrites soit aiguës soit chroniques, par les solutions du sel lunaire. Cela veut-il dire que l'antiseptique employé ne soit pas suffisamment énergique ? Je ne le crois pas. Des solutions très fortes, au 1/20, au 1/10 et même à gramme pour gramme, ont été plus d'une fois employées sans succès par le professeur Félix Guyon ou ses élèves, et cela sous forme d'instillations, de manière à porter par conséquent l'agent thérapeutique au niveau des points malades, lorsque l'urèthre postérieur est intéressé.

Pour se rendre compte de l'insuccès fréquent des méthodes substitutives, aussi bien que des méthodes astringentes employées pour le traitement des uréthrites, il faut, ainsi que l'a fait le docteur Guiard dans une intéressante étude récemment publiée dans ce recueil, et à laquelle j'ai déjà fait allusion, se reporter à la conformation anatomique de la muqueuse uréthrale. Cette muqueuse ne représente pas un cylindre parfaitement régulier, un simple manchon n'ayant que deux ouvertures, le méat et le col de la vessie ; elle offre, au contraire, un nombre considérable de diverticules. Les uns ne sont autre chose que les lacunes de Morgagni et pourraient être atteints par les injections lors-

qu'elles distendent et déplissent la muqueuse ; les autres
sont les nombreuses glandes uréthrales situées, la plupart,
comme les glandes de Littre, dans la couche musculaire
périphérique à la muqueuse, ou même, comme les glandes
de Méry et Cooper, tout à fait en dehors de la paroi uréthrale ; d'autres enfin sont représentés par les glandules
prostatiques, l'utricule, les canaux éjaculateurs. Or, tous
ces points peuvent être envahis par le microbe, et il n'existe
pas de solution qui puisse pénétrer jusque dans les culs-de
sac glandulaires et l'y poursuivre.

Ainsi, de par les données anatomiques, le traitement
antiseptique de la blennorrhagie semble d'avance con-
damné, pour certains cas du moins, à l'impuissance. Cependant je dois signaler ici, en leur attribuant toute l'importance qu'ils méritent, des essais thérapeutiques récemment
entrepris dans ce sens par M. C. Paul et son élève, le docteur Chameron.

Ils ont préconisé, dans les cas aigus aussi bien que dans
les cas chroniques, des injections avec une solution de
sublimé au 1/20,000 employées depuis quelque temps
avec grand succès, paraît-il, en Allemagne ; Leistikow,
Lewin, Eschbaum leur attribuent à un très haut degré la
propriété d'empêcher le développement du gonococcus.

Déjà longtemps auparavant (1861) le docteur Fantini (1)
avait traité la blennorrhagie par des injections de sublimé.
Il employait des solutions infiniment plus fortes à o gr. 20,
o gr. 70, et 1 gr. 40 pour 100. Des résultats très satisfaisants furent ainsi obtenus dans certains cas où on avait
inutilement recouru à des moyens tels que le nitrate d'argent et l'acétate de plomb.

---

(1) Fantini, *Gazetta medica italiana provincia venete* (*Il filiatre Sebezio*,
septembre 1861. — *Gazette hebdomadaire de médecine et de chirurgie*,
1861, p. 789).

Mais ces solutions étaient trop fortes. Elles provoquaient des phénomènes pénibles. Aussi ne sont-elles pas franchement entrées dans la pratique.

Les solutions au 1/20.000, au contraire, provoquent à peine un très léger picotement, lorsqu'elles sont pratiquées à une période où l'affection n'est pas très aiguë. Quelques sujets cependant offrent, à l'égard de ce médicament, une susceptibilité extrême dont j'ai rencontré deux ou trois exemples. Dans ces cas, les premières injections provoquaient de la douleur, du gonflement des lèvres du méat, de la gêne et même une véritable cuisson pendant la miction. Ces phénomènes, qui disparaissent au bout de quelques heures, peuvent être considérés comme tout à fait exceptionnels. En général, les injections de sublimé au 1/20.000 ne sont, on peut le dire, aucunement douloureuses. Elles le seraient toutefois dans les cas très aigus, mais pas plus que des injections émollientes. Il me paraît sage du reste d'attendre pour employer ce traitement que la maladie soit déjà en voie de décroissance.

Lorsqu'on veut y recourir, il convient de faire uriner le malade avant de pratiquer l'injection. Puis, dans un premier temps, on lave l'avant-canal. Enfin on y pousse doucement une nouvelle seringue et on maintient pendant quelques minutes le liquide en contact avec la muqueuse. On fait trois injections par jour. La seringue, cela va sans dire, ne doit pas être en métal.

M. C. Paul attache une importance considérable à ce que la solution soit employée assez chaude, de manière à éviter tout spasme du canal s'opposant à la pénétration du sublimé dans toutes ses parties.

Il conseille la formule suivante :

Liqueur de Van Swieten............ 10 gr.
Eau distillée. .... 190 gr.

M. C. Paul a dû à son traitement de très belles guérisons. Son élève, M. Chameron, rapporte dans sa thèse vingt cas dans lesquels la guérison a été obtenue après une moyenne de sept jours de traitement. Plusieurs étaient en état de guérison apparente après le troisième jour. Il est cependant nécessaire de continuer le traitement pendant huit ou dix jours, en faisant d'abord trois, puis deux, puis, enfin, une seule injection dans les vingt-quatre heures. Lorsqu'on les suspend aussitôt que l'écoulement disparaît, on s'expose à le voir revenir au bout de quelques jours, ainsi qu'en témoignent plusieurs observations de M. Chameron.

Les résultats très satisfaisants publiés par MM. C. Paul et Chameron, et communiqués à la Société de thérapeutique dans sa séance du 22 octobre dernier, semblent de brillantes promesses pour l'avenir. Mais, ce que j'ai dit plus haut des uréthrites diverticulaires, fait prévoir que le sublimé, comme le nitrate d'argent, est appelé sans doute à rencontrer des échecs. MM. E. Labbé et Dujardin-Beaumetz, n'en ont d'ailleurs obtenu aucun avantage. Il est vrai qu'ils employaient la solution froide. Mais leurs insuccès nous paraissent tenir bien plus au *modus faciendi* qu'à la température du liquide.

Les diverses publications du professeur Guyon et de ses élèves, les docteurs Jamin, Guiard, Leprévost, ont montré que l'inflammation uréthrale pouvait se localiser, tantôt dans l'avant-canal, tantôt dans l'urèthre postérieur. Or, les injections, lorsqu'elles sont faites suivant les règles de douceur que la prudence impose, n'arrivent jamais à franchir le sphincter uréthral. Elles ne sauraient donc modifier et guérir que l'urèthre antérieur. Lorsqu'il y a uréthrite postérieure, il est de toute nécessité, non point de pousser l'injection avec force ou en grande quantité, de manière à forcer la région membraneuse, cela serait fort dangereux, mais de recourir à la méthode des instillations qu'a imaginée, dès 1867, le professeur Guyon.

Cette notion de la propagation possible de l'affection à l'urèthre postérieur fait absolument défaut dans les travaux de C. Paul et Chameron. Mais, alors même qu'on en tiendra compte, et qu'on aura recours aux instillations dans les cas d'uréthrite postérieure, on aura encore à craindre que les diverticules de la muqueuse ne soient envahis. Ils ne pourraient alors être touchés par la solution antiseptique.

Cependant il serait possible, même dans les cas les plus défavorables, que l'imbibition lente des tissus qui succéderait au maintien prolongé de la solution dans le canal et surtout que la persévérance dans le traitement pendant 15 ou 20 jours, parvinssent à donner la guérison définitive.

J'ai longuement parlé du sublimé parce que ses propriétés antiseptiques n'ont plus aujourd'hui besoin d'être démontrées, et qu'il est impossible d'expliquer les excellents résultats qu'il a donnés autrement que par son action antiparasitaire. A côté de lui viennent d'autres agents thérapeutiques dont certains auteurs ont aussi fait le plus grand éloge. Je citerai seulement le permanganate de potasse et le sulfate de quinine. Mais, à ce propos, j'exprimerai encore le regret que les propriétés de ces médicaments, comme agents anti-blennorrhagiques, n'aient pas été contrôlées par a méthode expérimentale des cultures.

Le permanganate de potasse a été préconisé surtout par Zeissl, Bourgeois, Spillmann. La solution employée par Bourgeois, sur l'homme, est de 0,05 pour 100. Elle est rois fois plus forte pour la femme. Mais à ce degré de concentration, ce médicament détermine souvent des douleurs très vives. Aussi est-il plus prudent de s'en tenir à la formule suivante adoptée par Zeissl et Spillmann :

        Permanganate de potasse..........   o gr. oi
        Eau distillée....................   ioo gr.

Cette solution aurait amené la guérison complète en 3 ou 4 jours, lorsque les malades s'étaient soumis au traitement dès le début de l'affection.

Cependant Spillmann lui-même reconnaît que le permanganate de potasse échoue dans les formes chroniques de la blennorrhagie. Dans ces cas, on trouve, dit-il, dans le sulfate de quinine un médicament des plus précieux qui réussit tout aussi bien dans la blennorrhagie aiguë que dans la blennorrhée. Cet agent, indiqué pour la première fois par Haberkorn, de Wiesbaden, serait, d'après ces auteurs, le médicament souverain contre la blennorrhagie.

Voici la formule de Spillmann :

        Sulfate de quinine................   i gr.
        Eau de Rabel.....................   q. s.
        Glycérine........................   25 gr.
        Eau..............................   75 gr.

Trois injections par jour, de 5 gr. chacune environ.

Dreyfus Brissac, qui préconise également cette solution à laquelle il a dû beaucoup de succès, même dans les cas les plus tenaces, pense qu'il vaudrait mieux employer le bromhydrate de quinine. La grande solubilité de ce sel dispenserait de recourir à l'eau de Rabel, qui rend toujours l'injection assez douloureuse.

Pour montrer tout ce qu'on peut attendre de la méthode antiseptique appliquée au traitement de la blennorrhagie, il faut évidemment la consécration du temps. Pour moi, tout en poursuivant mes recherches et par des cultures et par des expériences sur les malades, j'ai tenu seulement à bien établir aujourd'hui, dans cette revue d'ensemble, que la nouvelle méthode était parfaitement rationnelle, puisque le gonococcus est le générateur indispensable et suffisant de la blennorrhagie. J'ai voulu montrer aussi que l'efficacité du traitement antiseptique avait déjà été prouvée par un assez grand nombre de guérisons rapides et complètes. C'en est assez, je crois, pour autoriser les praticiens à conseiller ce nouveau traitement à leurs malades. Aussi les faits recueillis de toutes parts ne tarderont-ils pas, je l'espère, à porter définitivement la lumière sur cette intéressante question de pathogénie et de thérapeutique.

TABLE DES MATIÈRES

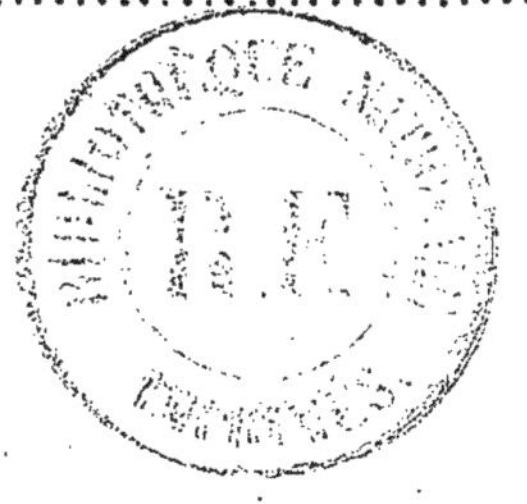

www.ingramcontent.com/pod-product-compliance
Ingram Content Group UK Ltd.
Pitfield, Milton Keynes, MK11 3LW, UK
UKHW021003120726
13693UKWH00004B/1775